¡Extraordinario!

Una historia para niños con enfermedades raras

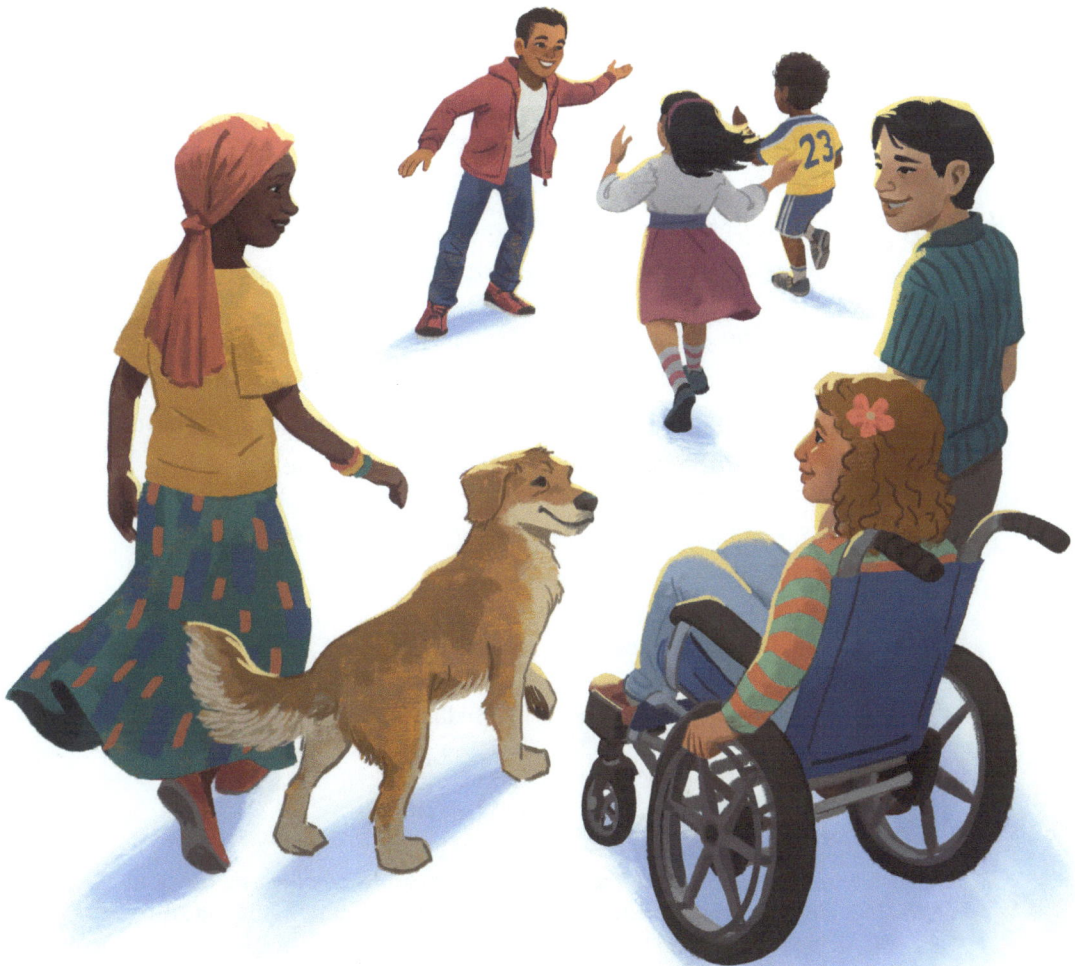

Escrito por **Evren** y **Kara Ayik**

Ilustrado por **Ian Dale**

Esta historia está dedicada a todos los niños alrededor del mundo que tienen una enfermedad rara y en memoria de aquellos niños con enfermedades raras que acabaron temprano su viaje terrenal.

Somos una familia.

La traducción del inglés al castellano es un regalo para los niños con una enfermedad rara y sus familias de Begonya Nafría, Coordinadora del Área de Participación del Paciente en Investigación del Hospital Sant Joan de Déu de Barcelona (España).

Agradecemos a The Akari Foundation por la ayuda brindada en la traducción hecha por Susanna Hunanyan, asistente ejecutiva de traducciones médicas, bajo la guía de su fundadora Luisa Leal, por la asistencia brindada para la edición en Español de este libro.

¡EXTRAORDINARIO!
Una historia para niños con enfermedades raras
Publicado por Kara A. Ayik

www.rarediseasebookforkids.com

Texto © 2021 Evren & Kara Ayik
Ilustraciones © 2021 Ian Dale

ISBN (Tapa blanda): 979-8-9868011-2-4
ISBN (Tapa dura): 979-8-9868011-1-7

Edición en español (Hispanoamérica) 2022

¡Hola! Mi nombre es Evren, y mi madre y yo hemos escrito este libro para ti.

Tu y yo somos personas especiales. No hay nadie en el mundo exactamente como tú o como yo. Incluso si alguien tiene el mismo nombre que tú o se parece a ti, nadie es exactamente igual a ti. Cada ser humano en el mundo tiene una *identidad* única.

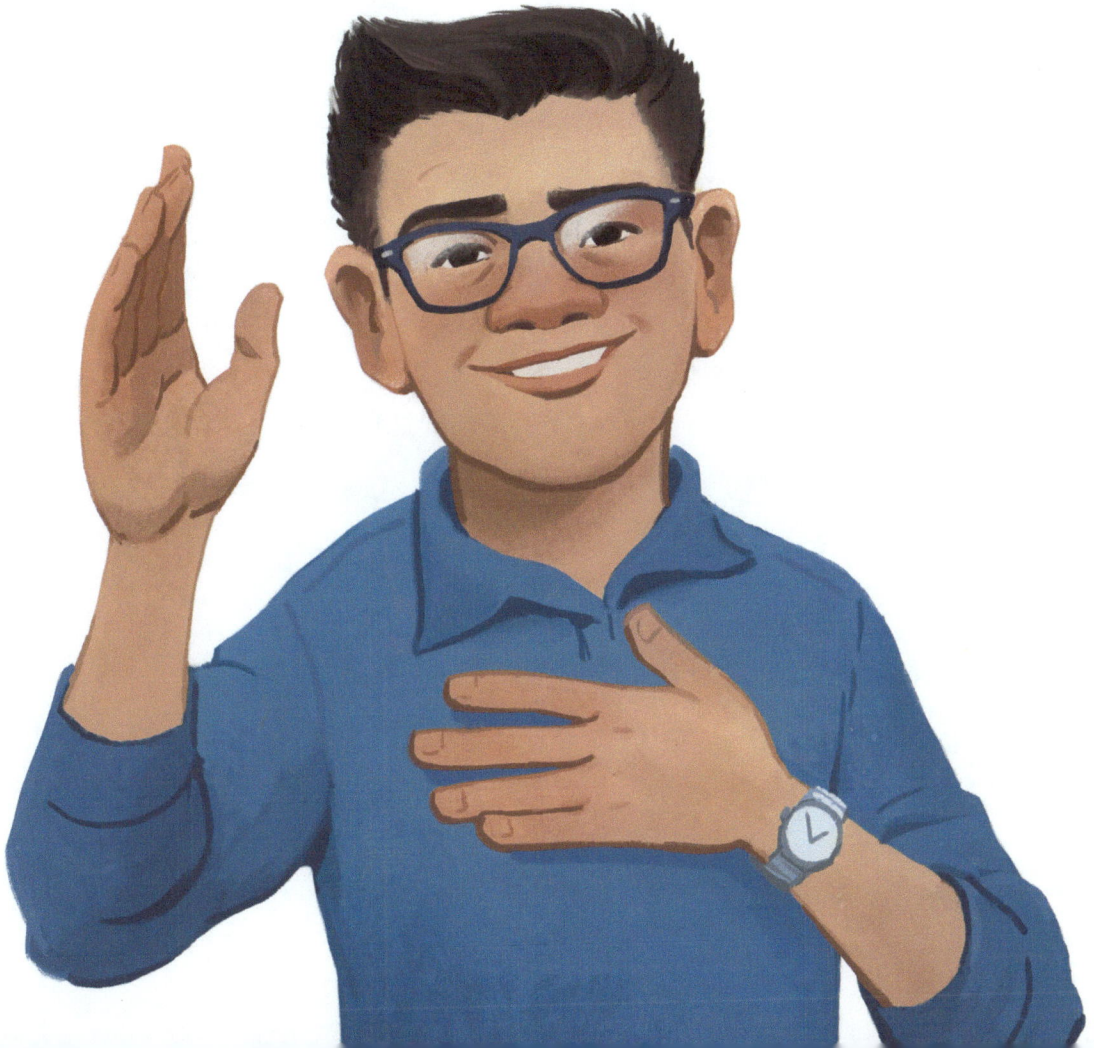

Una identidad es lo que me hace ser quien soy y lo que te hace ser a ti quien eres. Las identidades están hechas de muchas piezas, como un rompecabezas. Un rompecabezas está hecho de muchas piezas diferentes, todas conectadas entre sí para crear una imagen maravillosa.

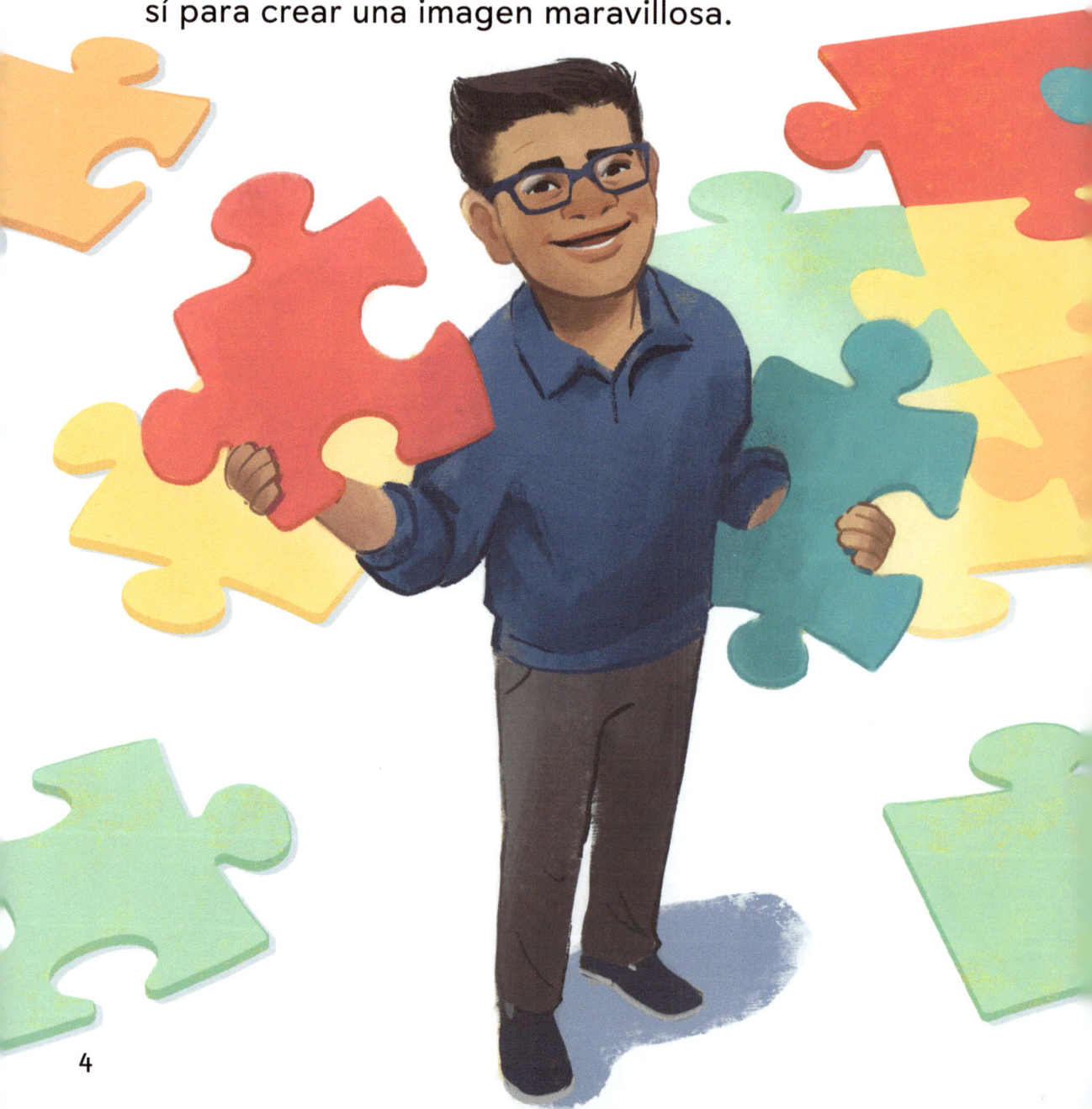

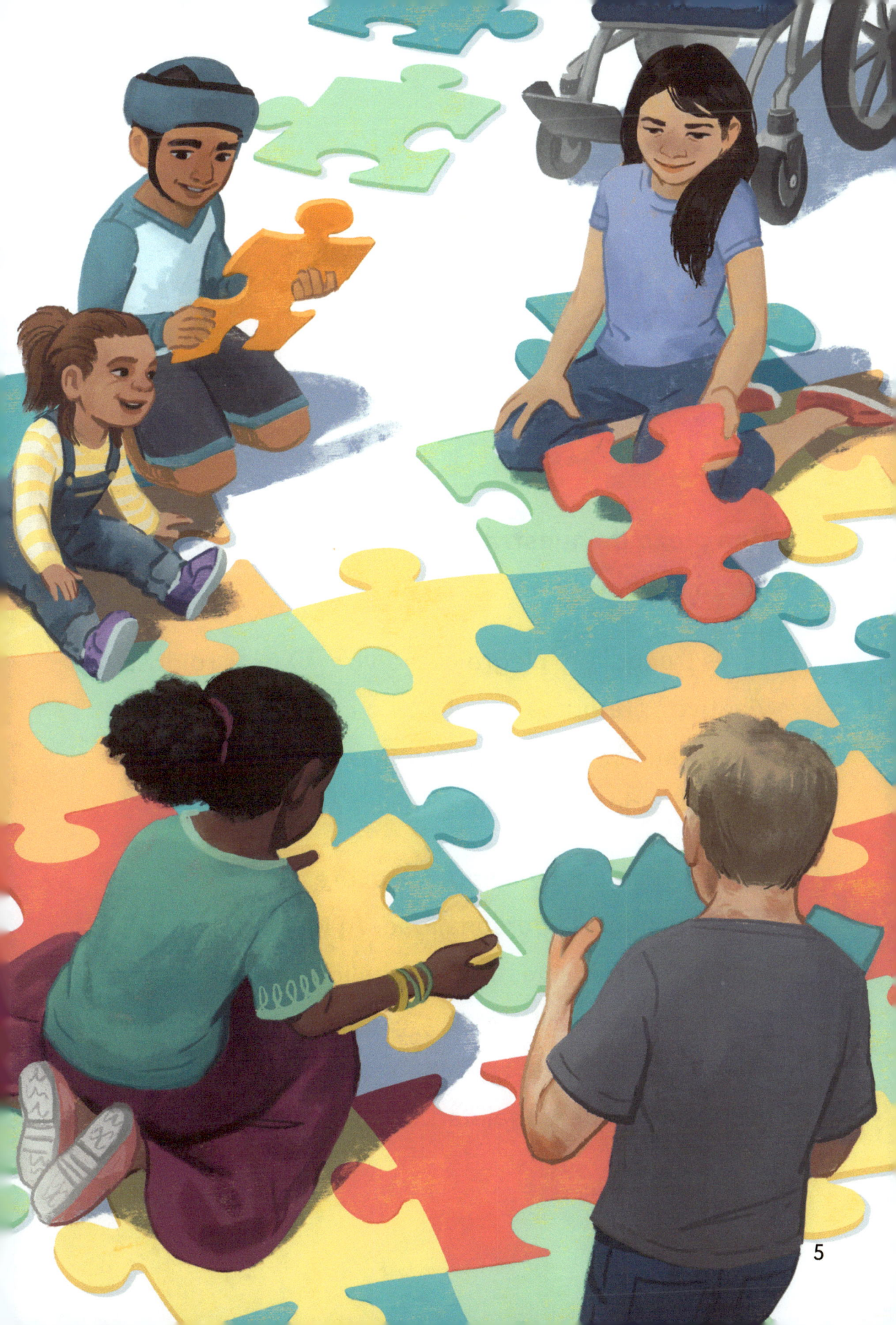

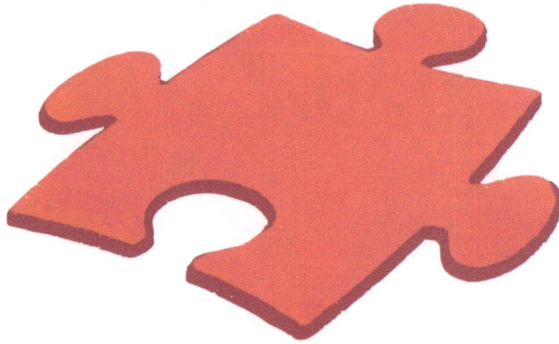

Una pieza de nuestra identidad es nuestra _personalidad_.

¿Eres tranquilo y alegre como yo? ¿O eres ruidoso y activo? ¿Te gusta leer libros o coleccionar calcomanías? ¿Te gustan los deportes, hacer manualidades o escuchar música?

Lo que nos gusta y cómo nos expresamos son parte de nuestra personalidad. Al igual que otro rompecabezas, nuestra personalidad también está hecha de piezas distintas, y estas piezas se llaman _rasgos_. Ser divertido, tímido o activo son ejemplos de rasgos de personalidad.

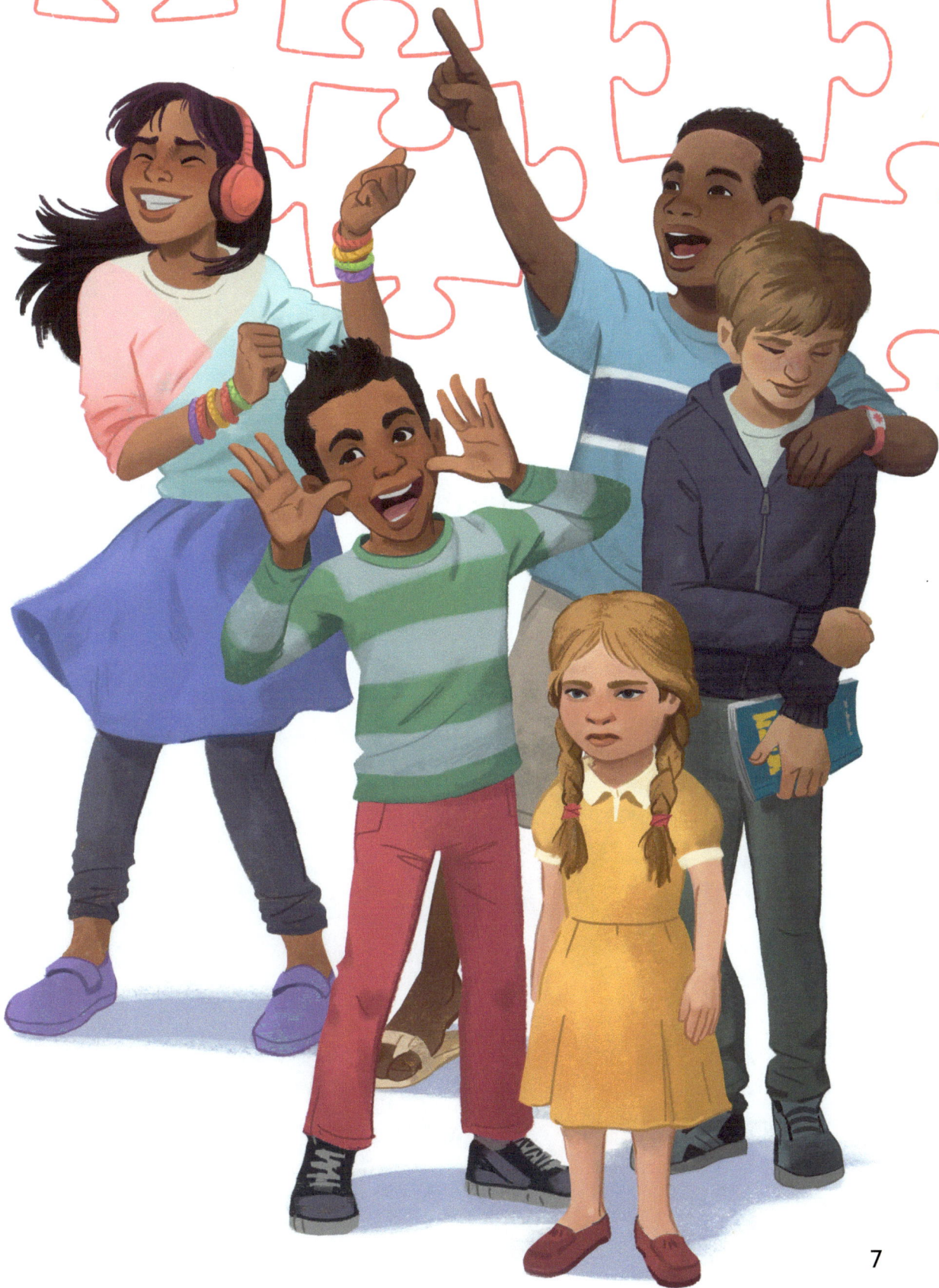

Otras piezas de nuestra identidad son nuestros talentos o habilidades, a los que yo llamo *dones*. A veces no sabemos cuáles son nuestros dones, pero todo el mundo los tiene, y tú también. Puede llevarte tiempo descubrir cuáles son tus dones, aunque es posible que ya conozcas algunos de ellos.

¿Eres artista o cantante? ¿Le gustas mucho a los animales o a los niños pequeños? ¿Eres un buen estudiante? Uno de mis dones es que tengo una gran imaginación, ¡y la gente me dice que tengo un gran corazón!

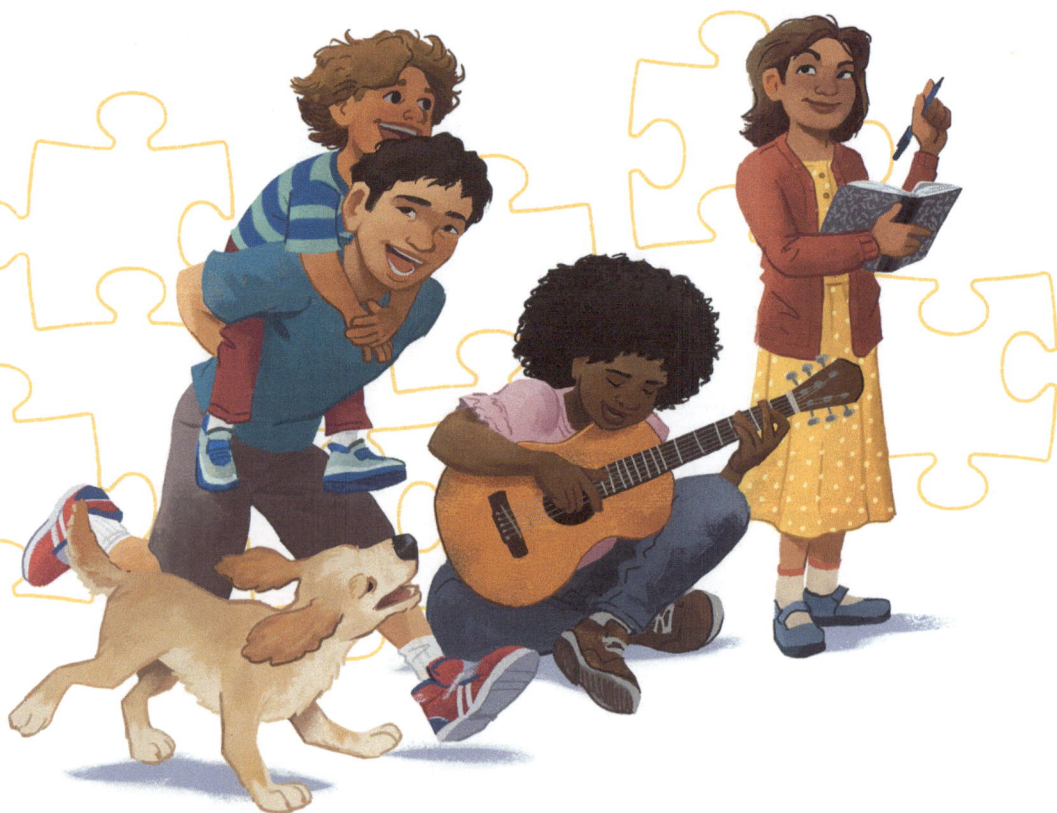

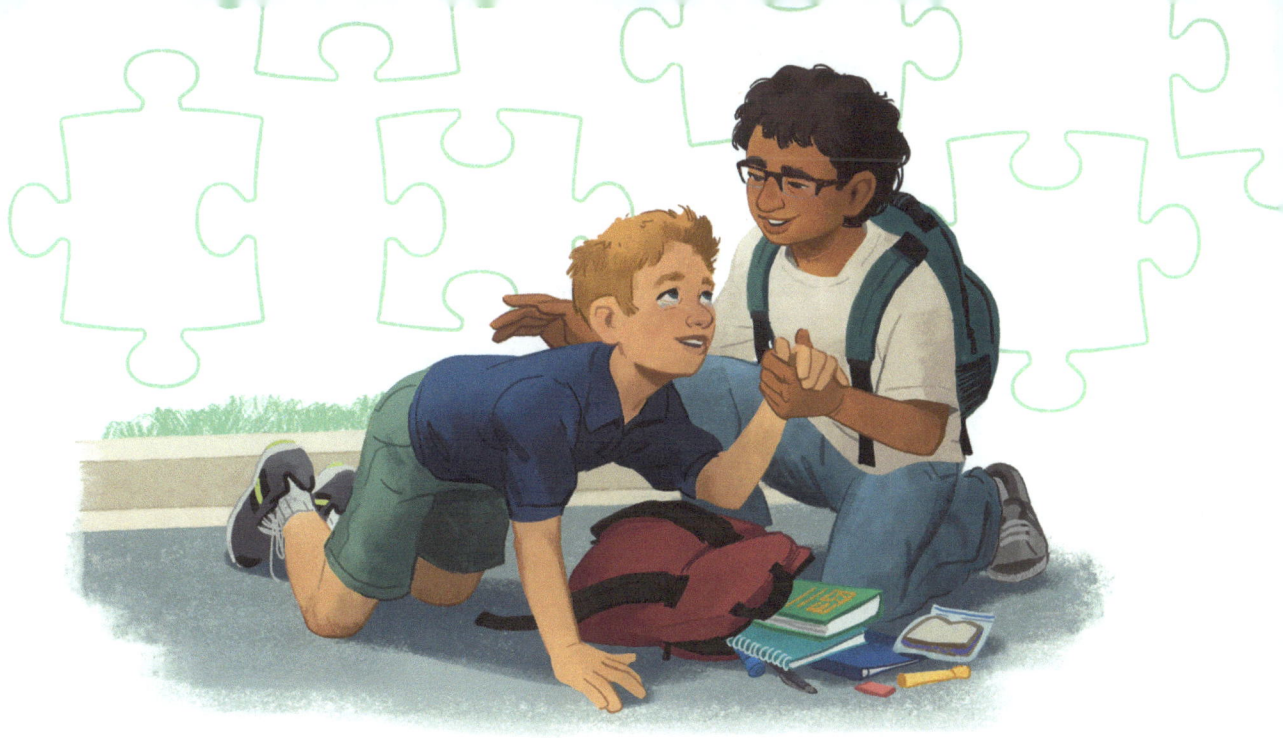

Otras piezas de nuestra identidad son nuestras *cualidades de carácter.* Las cualidades del carácter son las voces de nuestros corazones y mentes que nos hacen pensar, comportarnos o actuar de la manera en que lo hacemos. A veces nacemos con cualidades de carácter, pero también podemos aprenderlas de nuestras familias, nuestros maestros o nuestras experiencias.

Tres de mis cualidades de carácter son la paciencia, la amabilidad y la honestidad. Estas cualidades me ayudan a tomar decisiones sobre lo que digo y hago, como ofrecerme siempre a ayudar a los demás y nunca tomar nada que no me pertenezca.

La forma en que nos ven las otras personas es parte de nuestra identidad. Nadie más en el mundo es exactamente como tú *físicamente*. Incluso si tiene un gemelo idéntico, habrá pequeñas diferencias en su apariencia.

Mi cabello es castaño oscuro y mis ojos son color avellana. Mis pestañas y cejas son gruesas y oscuras. ¿Cómo eres? ¿Tienes el pelo rojo o el pelo negro? ¿Tal vez tus ojos son de color café? ¿O azules?

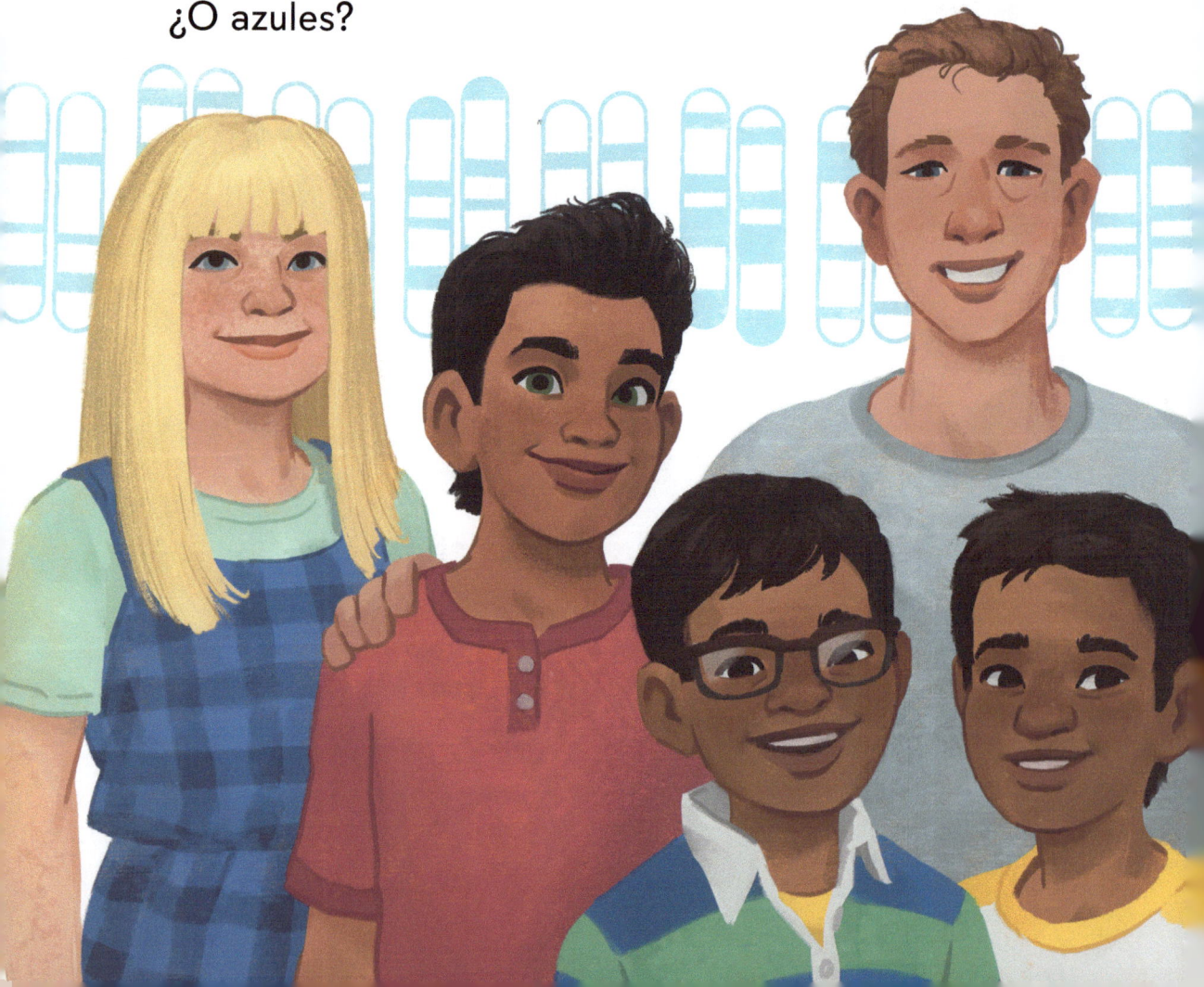

¿Te has preguntado por qué todos nos vemos diferentes?

Nuestros genes, o las instrucciones que le dicen a nuestro cuerpo en gran parte cómo deberíamos ser y cómo debería funcionar, también son diferentes. ¿Sabías que nadie más en el mundo tiene las mismas huellas dactilares que tú? Eso se debe a nuestros genes y al desarrollo de nuestro cuerpo que empieza antes de que nazcamos.

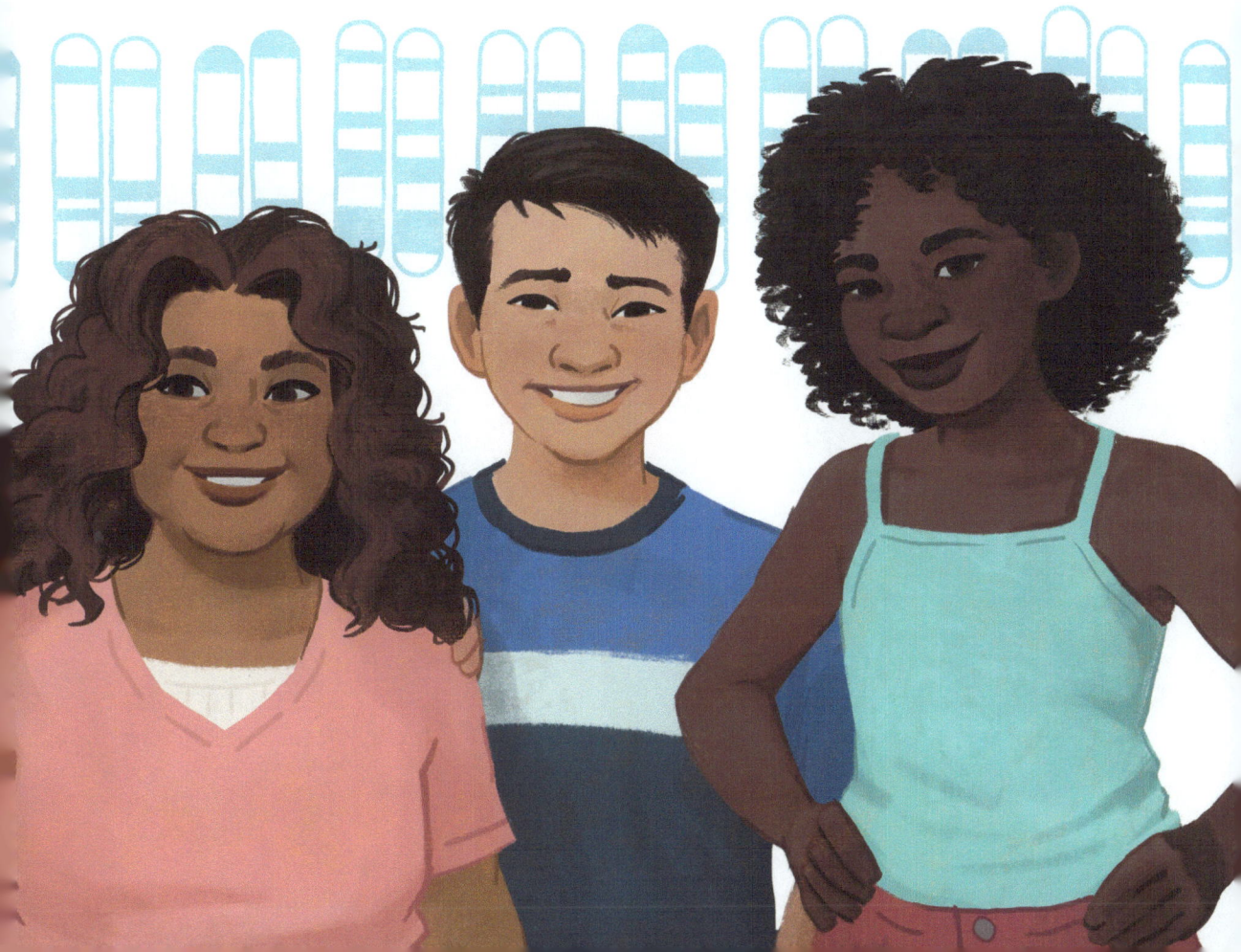

A veces, nuestros genes cambian las instrucciones que normalmente entiende nuestro cuerpo, y es por eso algunos de nosotros tenemos una enfermedad rara. Una enfermedad rara es aquella que tienen muy pocas personas en el mundo. Hay muchas enfermedades que se consideran raras. Mi enfermedad rara se llama ASMD o Deficiencia de Esfingomielinasa Ácida, y tener ASMD dificulta que mi cuerpo descomponga cierto tipo de grasa.

¿Cuál es tu enfermedad rara? ¿Puedes pronunciar su nombre correctamente y explicarla usando palabras simples?

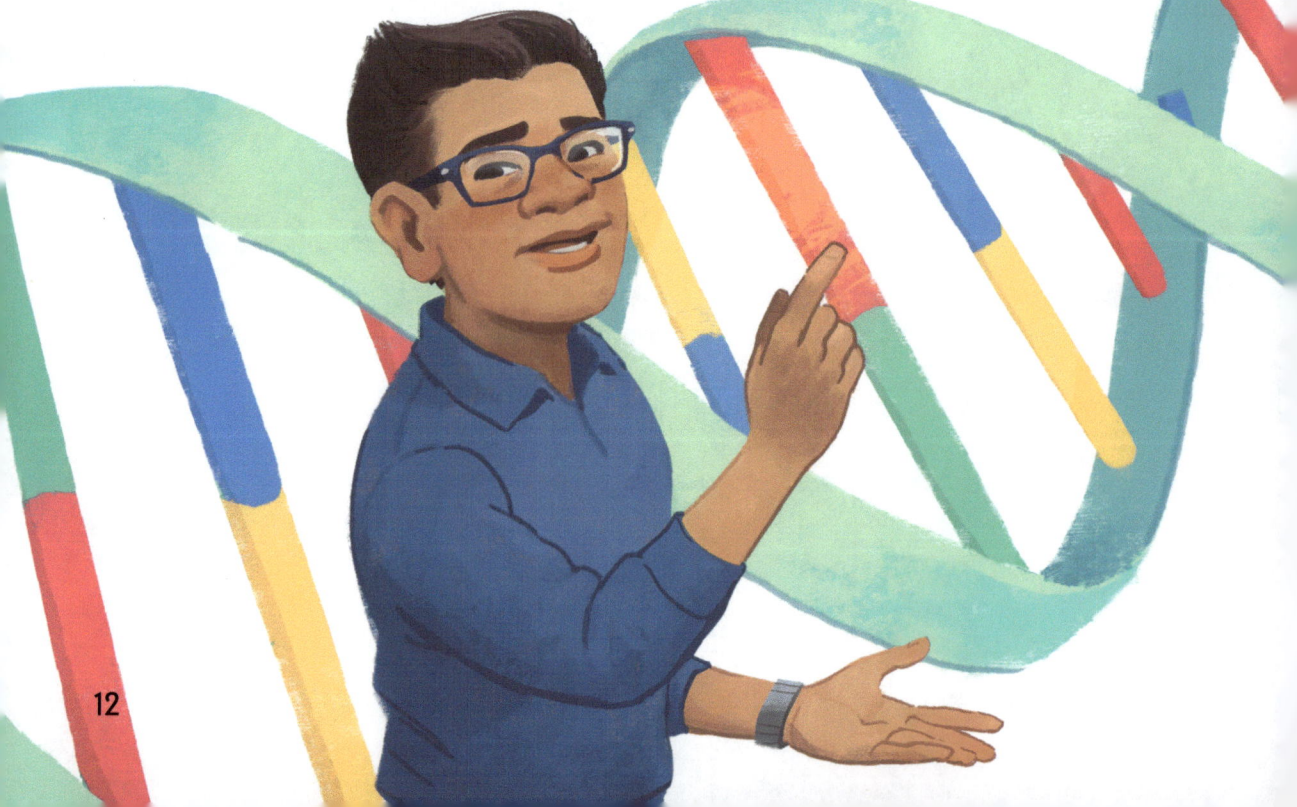

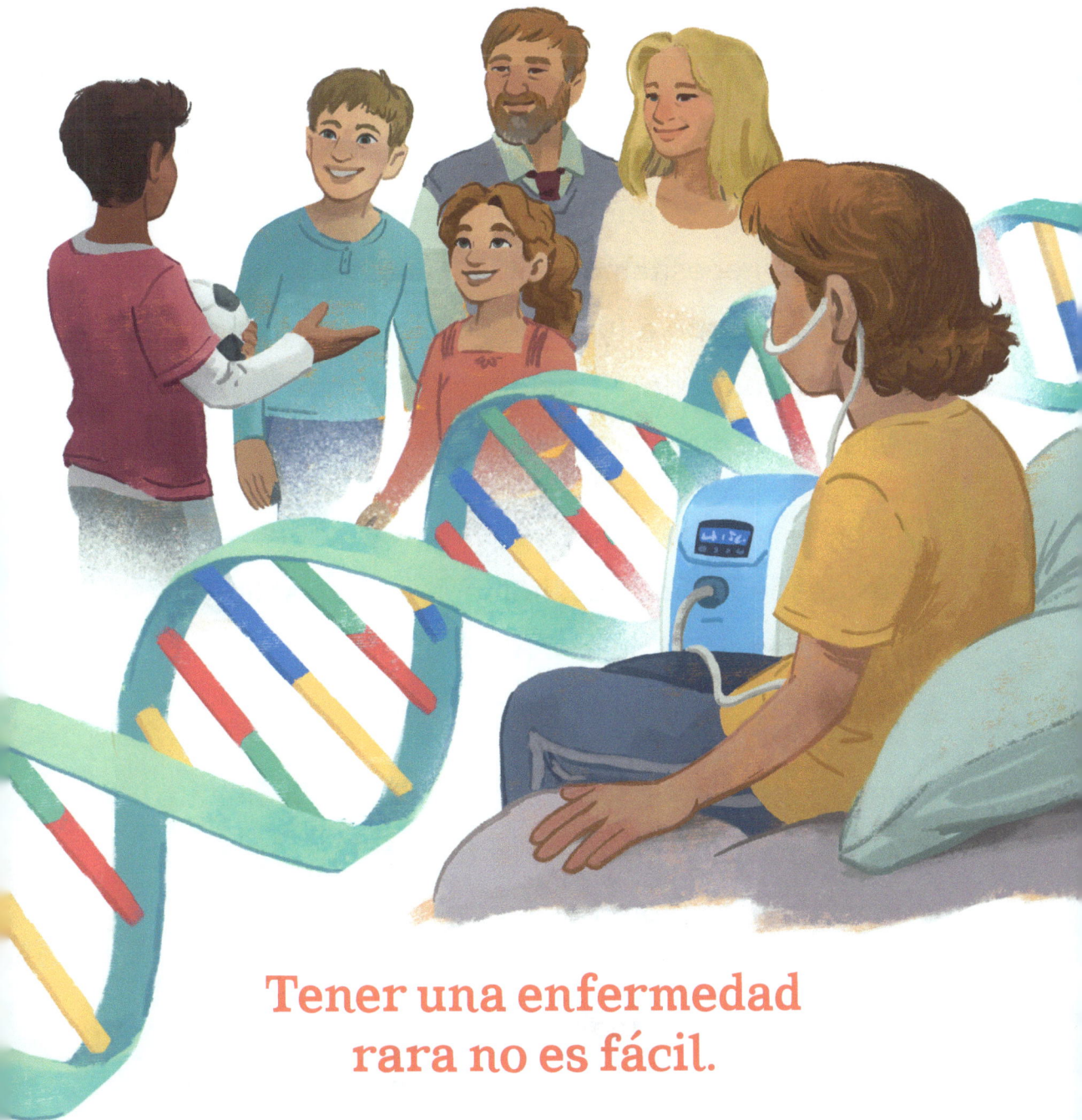

Tener una enfermedad rara no es fácil.

A veces, nadie más en nuestra familia tiene nuestra misma enfermedad rara, y nadie más que conozcamos la tiene. Esto puede hacer que nos sintamos solos. Podemos sentir que nadie en el mundo realmente entiende cómo es la vida para ti.

A veces, nuestra enfermedad rara hace que nuestro cuerpo funcione de manera diferente, por lo que necesitamos herramientas que ayuden a nuestro cuerpo a funcionar mejor, como gafas, audífonos, andadores, oxígeno (aire para respirar) o silla de ruedas.

También es posible que necesitemos diferentes tipos de medicamentos, líquidos o en pastillas, inyecciones o infusiones. Algunos niños tendrán que pasar tiempo en el hospital.

Cuando era niño, necesitaba gafas, medicamentos como pastillas y vitaminas, y fisioterapia para que mis brazos y piernas fueran más flexibles. A menudo tenía que ir al médico para visitas y pruebas médicas. Realmente no me gustó nada. No quería faltar a la escuela y no me gustaba que me pincharan con agujas cuando necesitaba un análisis de sangre.

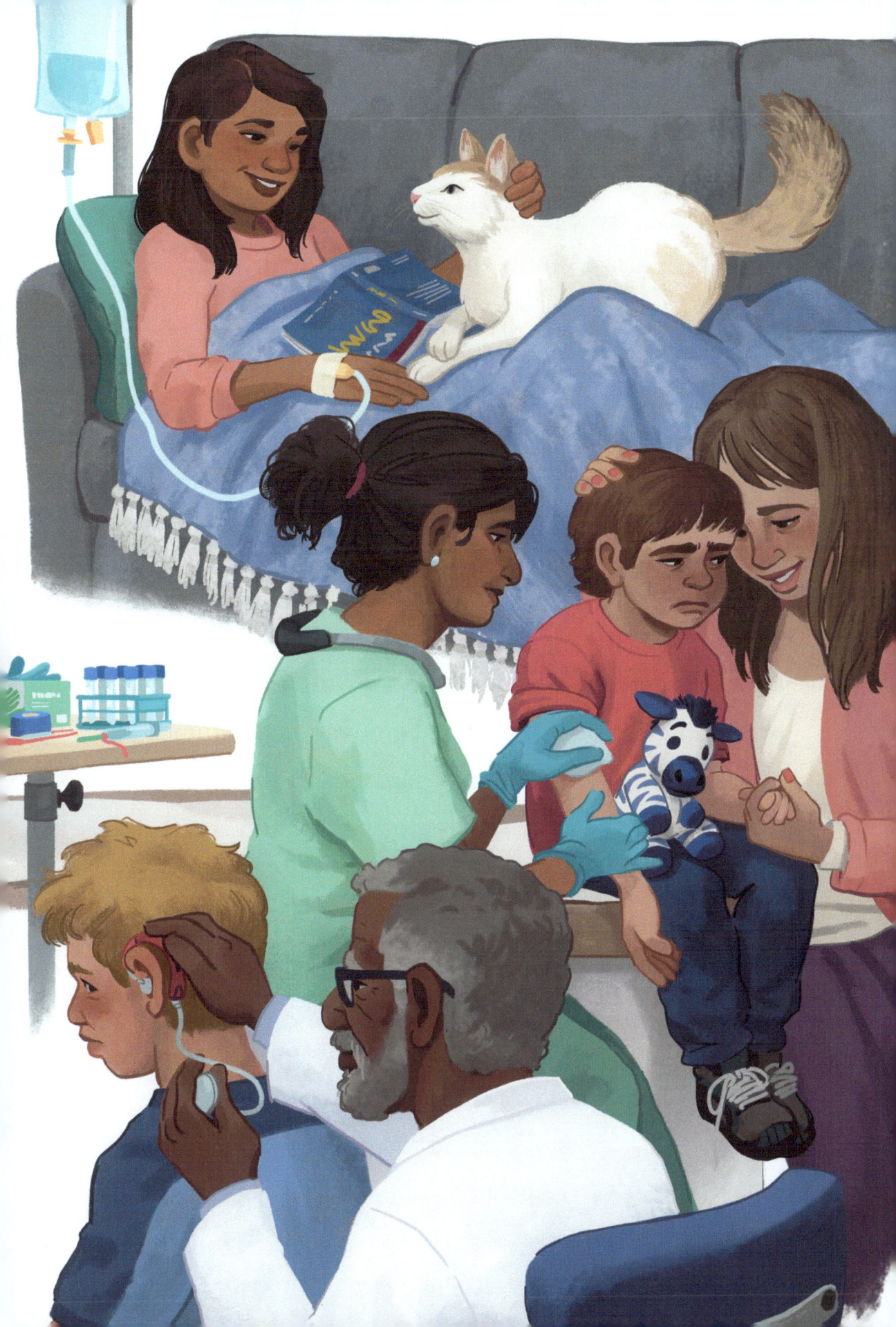

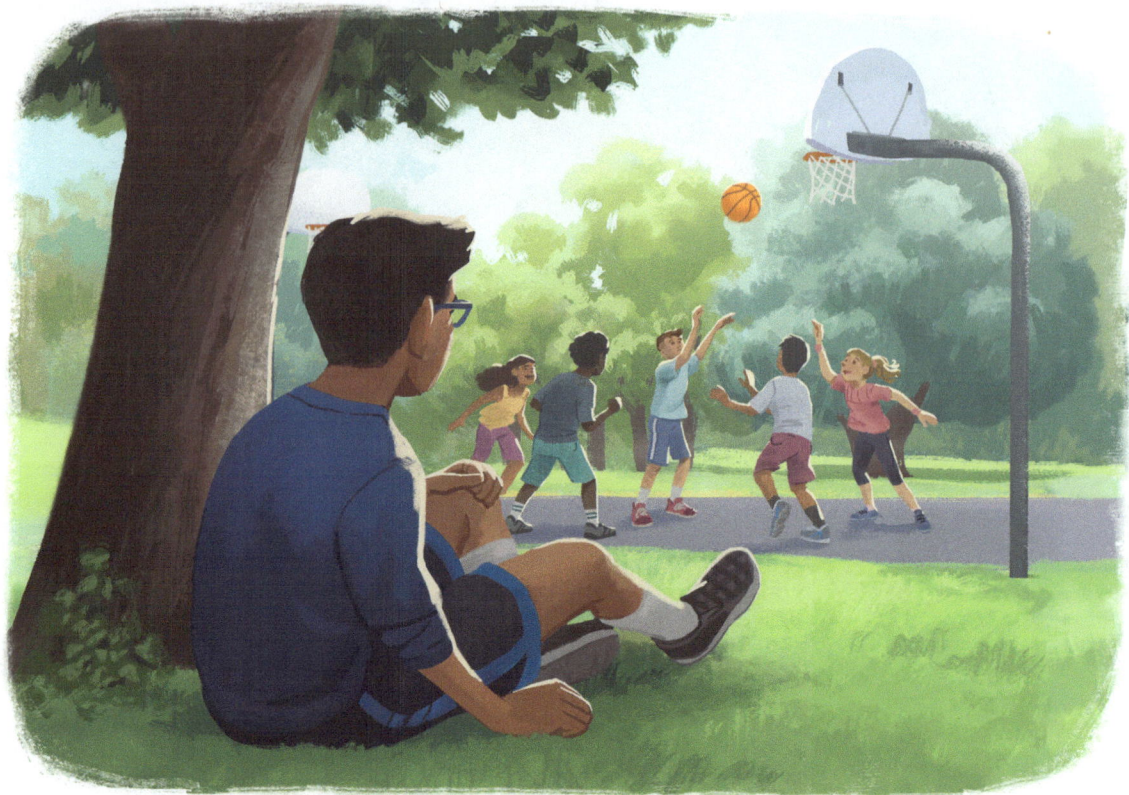

Necesitar estas herramientas, pruebas y visitas al hospital puede ser frustrante. A veces deseamos no necesitar nada para que nuestro cuerpo funcione mejor. Es posible que deseemos ser como otros niños que no tienen una enfermedad rara, tal vez incluso como nuestros propios hermanos o hermanas. A veces sentía celos de mi hermano que no tiene una enfermedad rara. Podía hacer deporte y hacer amigos fácilmente. ¿Alguna vez has sentido celos de otra persona como yo, o deseaste no tener una enfermedad rara?

Cuando las personas ven o escuchan cómo nos afectan nuestras enfermedades raras, como las formas en que nuestros rostros o cuerpos son diferentes, o los medicamentos o herramientas que necesitamos, reaccionan de diferentes maneras. Pueden tener curiosidad acerca de estos efectos y también pueden sentirse confundidos, preocupados o asustados.

¿Alguna vez has sentido curiosidad? ¿Te has sentido confundido, preocupado o asustado? La respuesta es probablemente sí. Todos los seres humanos pueden tener a veces estos sentimientos. Podemos sentirnos así cuando nos encontramos con algo nuevo que no podemos entender o aceptar completamente.

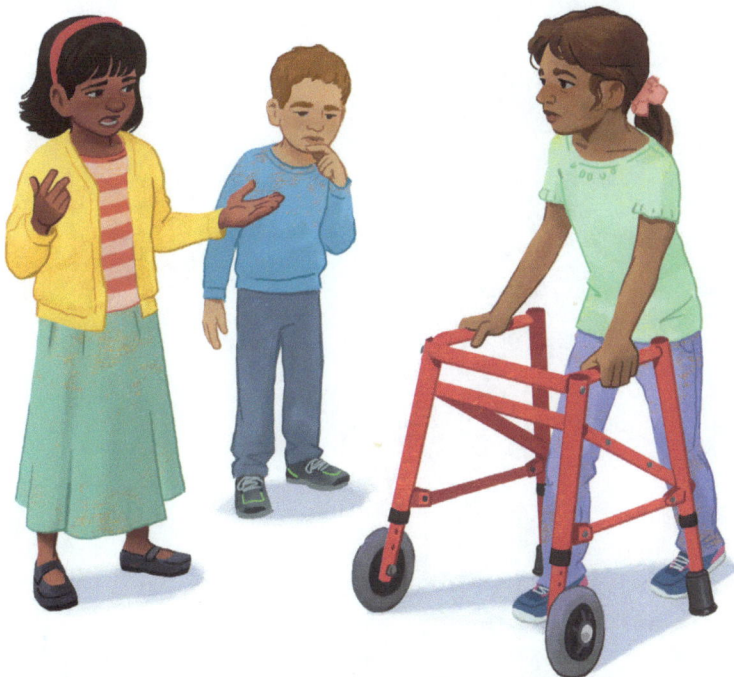

Cuando los niños, los adolescentes o incluso los adultos se sienten curiosos, confundidos, preocupados o asustados, pueden expresar sus pensamientos o sentimientos de maneras que pueden herir nuestros sentimientos. Es posible que accidentalmente digan palabras o se comporten de una manera que nos haga sentir mal. A veces, las personas son desagradables porque eso las hace sentir poderosas. Si eso sucede, lo más importante que debes recordar es que las otras personas no pueden ver ni comprender el valor de tu única y magnífica identidad.

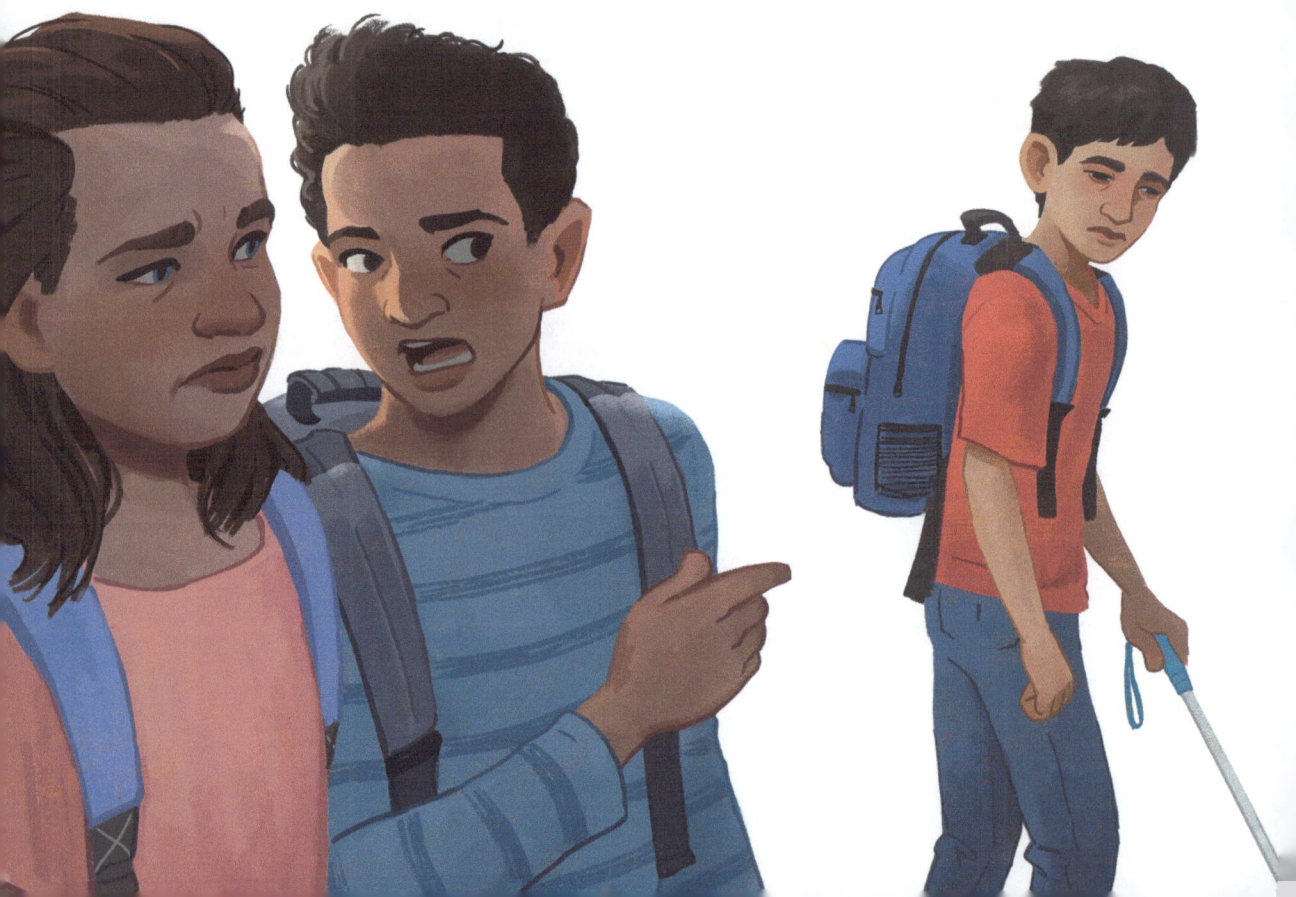

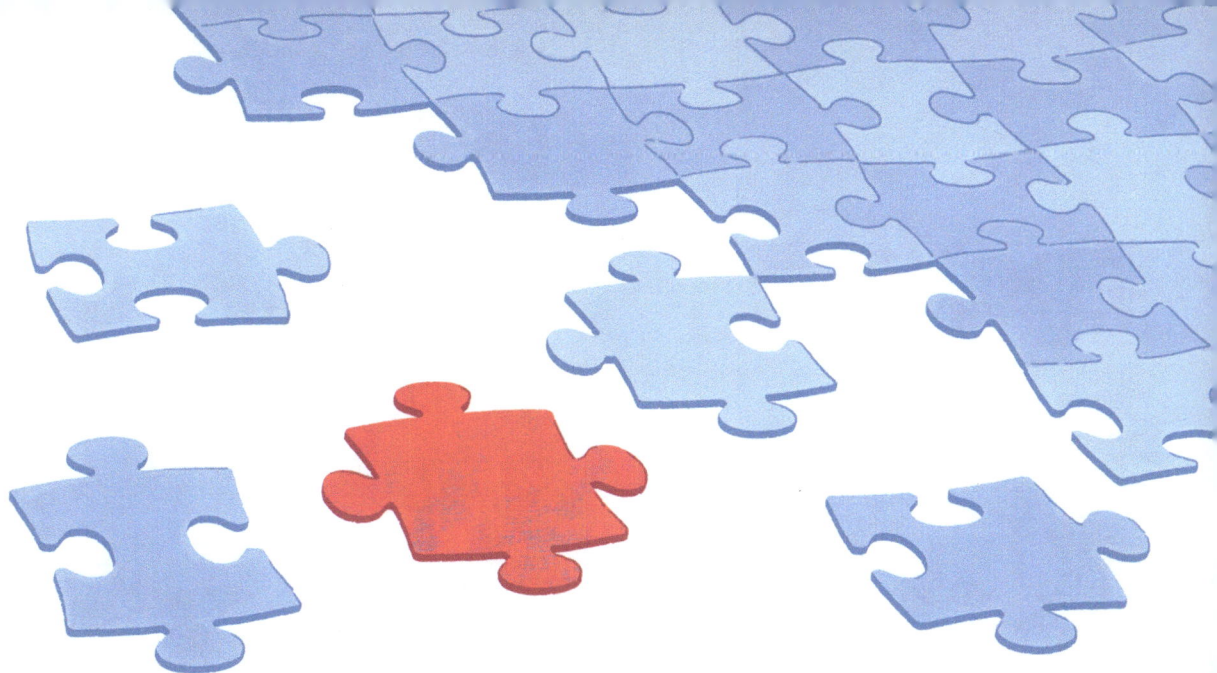

Algunas personas no se dan cuenta de que nuestras identidades están compuestas de muchas piezas diferentes y que nunca conocerán a alguien exactamente como tú o como yo. Los seres humanos notamos y prestamos atención a las cosas que son diferentes, y por eso, pueden enfocarse en una sola pieza de nuestra identidad, como nuestra enfermedad rara. Eso es como mirar una sola pieza del rompecabezas en lugar de mirar todo el rompecabezas una vez hecho.

Tú puedes decidir ayudar a las personas a descubrir otras piezas de tu identidad, como las actividades que disfrutas o los dones que tienes.

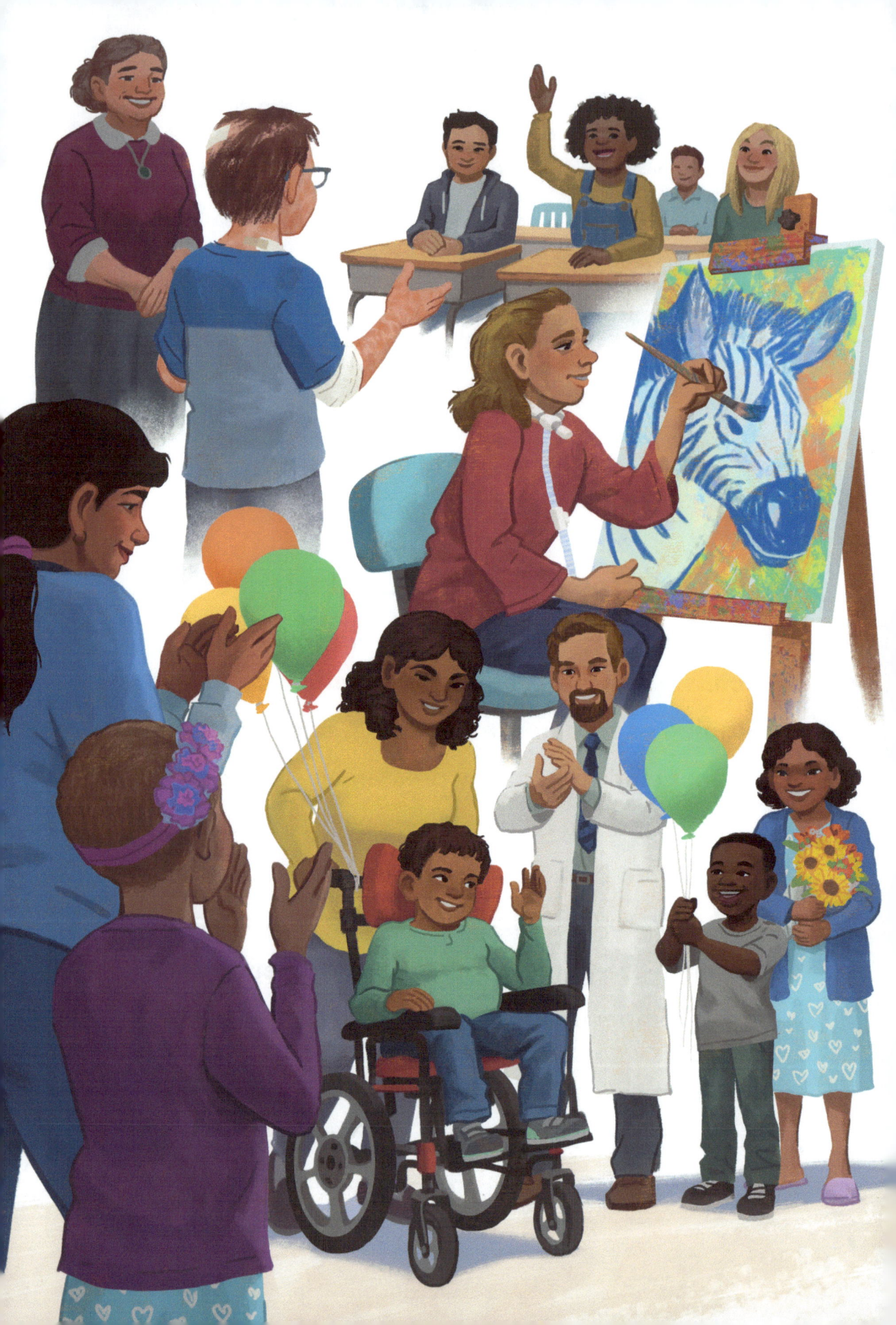

Es posible que te sorprendas al escuchar esto, pero ¿sabías que cualquier persona con una enfermedad rara, incluso un niño, puede ser maestro? Debido a que tener una enfermedad rara nos permite ver y experimentar la vida de una manera que otros no pueden, nos convertimos en los que enseñamos a niños y adultos todo tipo de lecciones sobre ser un ser humano.

Por ejemplo, podemos enseñarles lo que significa ser valiente, paciente y fuerte. También podemos enseñarles lecciones sobre el cuerpo humano y cómo nuestros cuerpos funcionan de manera diferente. ¡Lo mejor de todo es que tú y yo tenemos el poder de inspirar a las personas y hacerlas reír o sentir alegría!

¿Sabías que tener una enfermedad rara puede permitirnos descubrir y desarrollar nuestros dones y cualidades de carácter de maneras fantásticas? Aprendí que podía hablar con grandes grupos de adultos cuando comencé a compartir historias sobre mi vida con una enfermedad rara.

Y creo que, aunque soy amable por naturaleza, tener una enfermedad rara me ha enseñado mucho sobre la compasión o la preocupación por las necesidades y los sentimientos de las otras personas. Pasar por tantas visitas médicas y pruebas me hizo más valiente y fuerte.

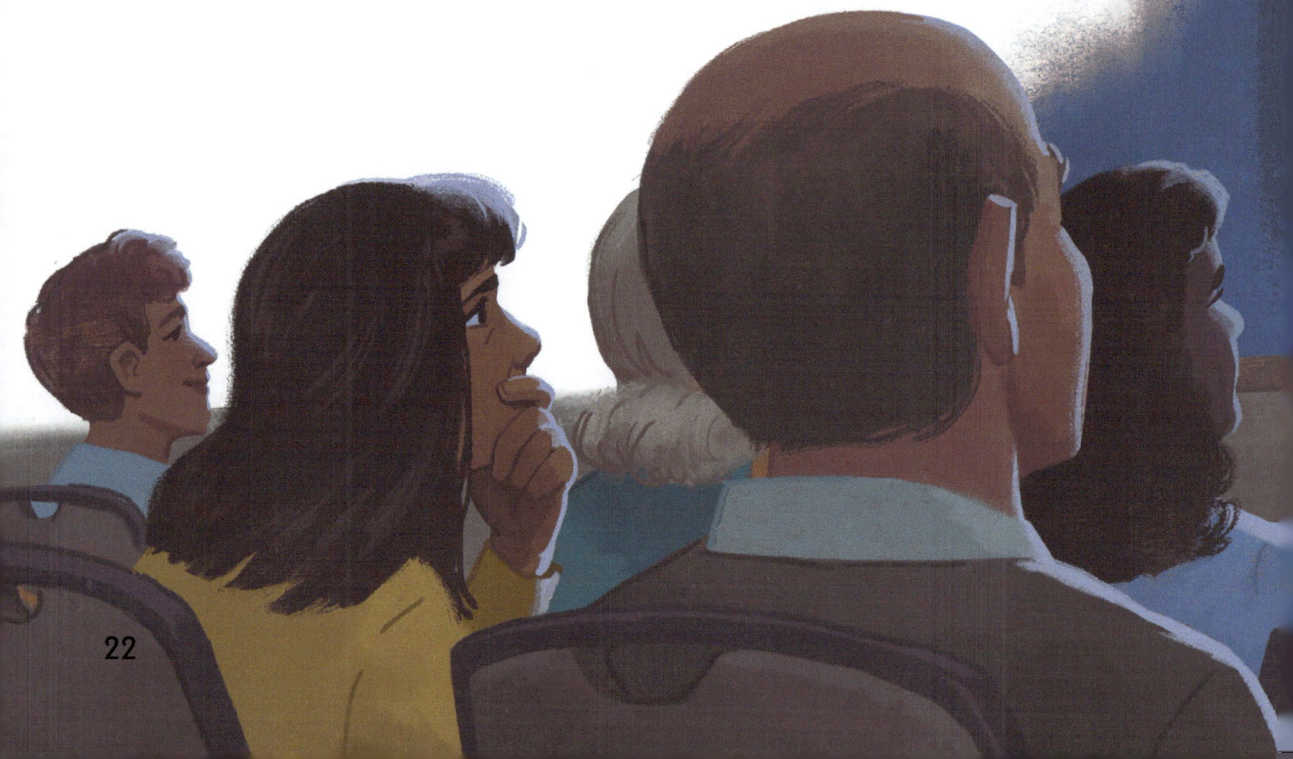

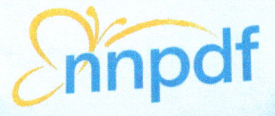

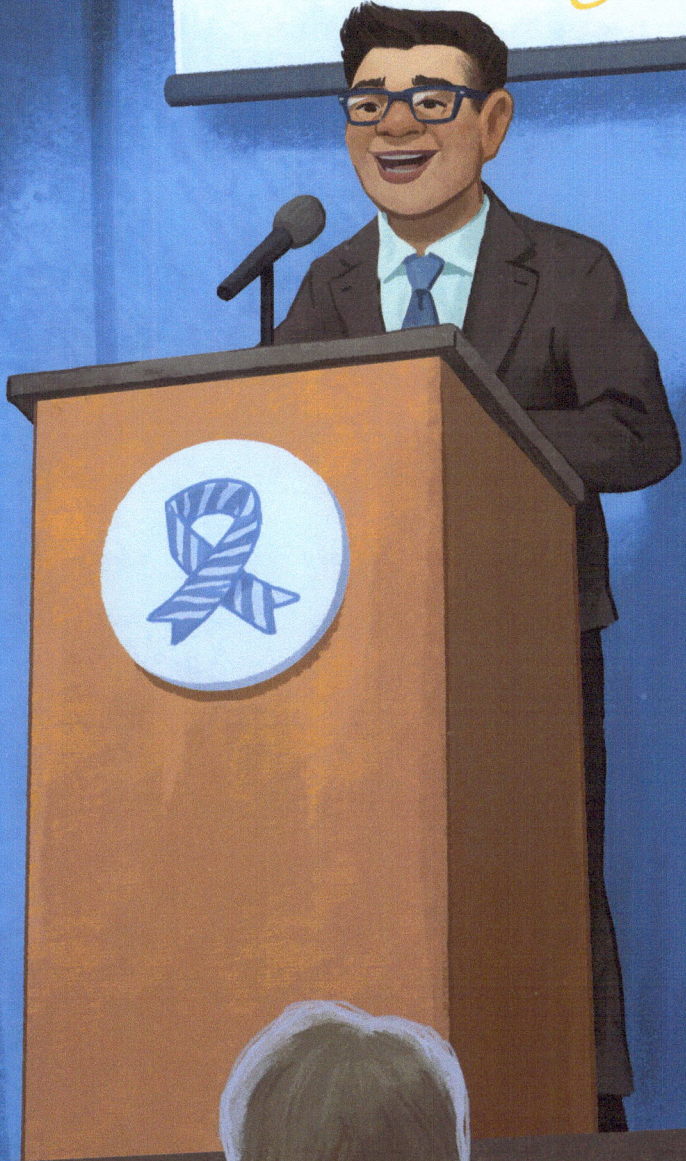

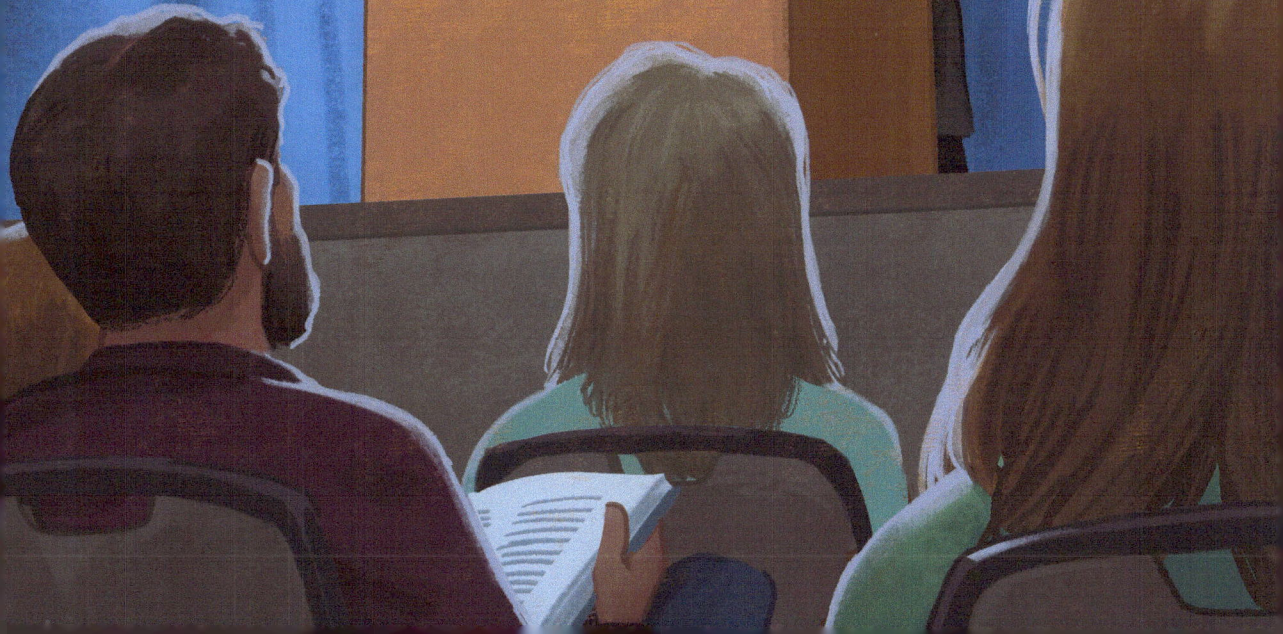

Sí, me sentí solo a veces cuando era niño debido a mi enfermedad rara, pero a medida que crecía, aprendí que hay otros niños y adultos en el mundo que también tienen mi misma enfermedad rara.

Conocí a algunos de ellos en persona, y algunos los conocí por Internet. Si tú y tu familia buscan en Internet, probablemente encontrarán una organización que los ayudará a conocer a otros niños con tu enfermedad rara.

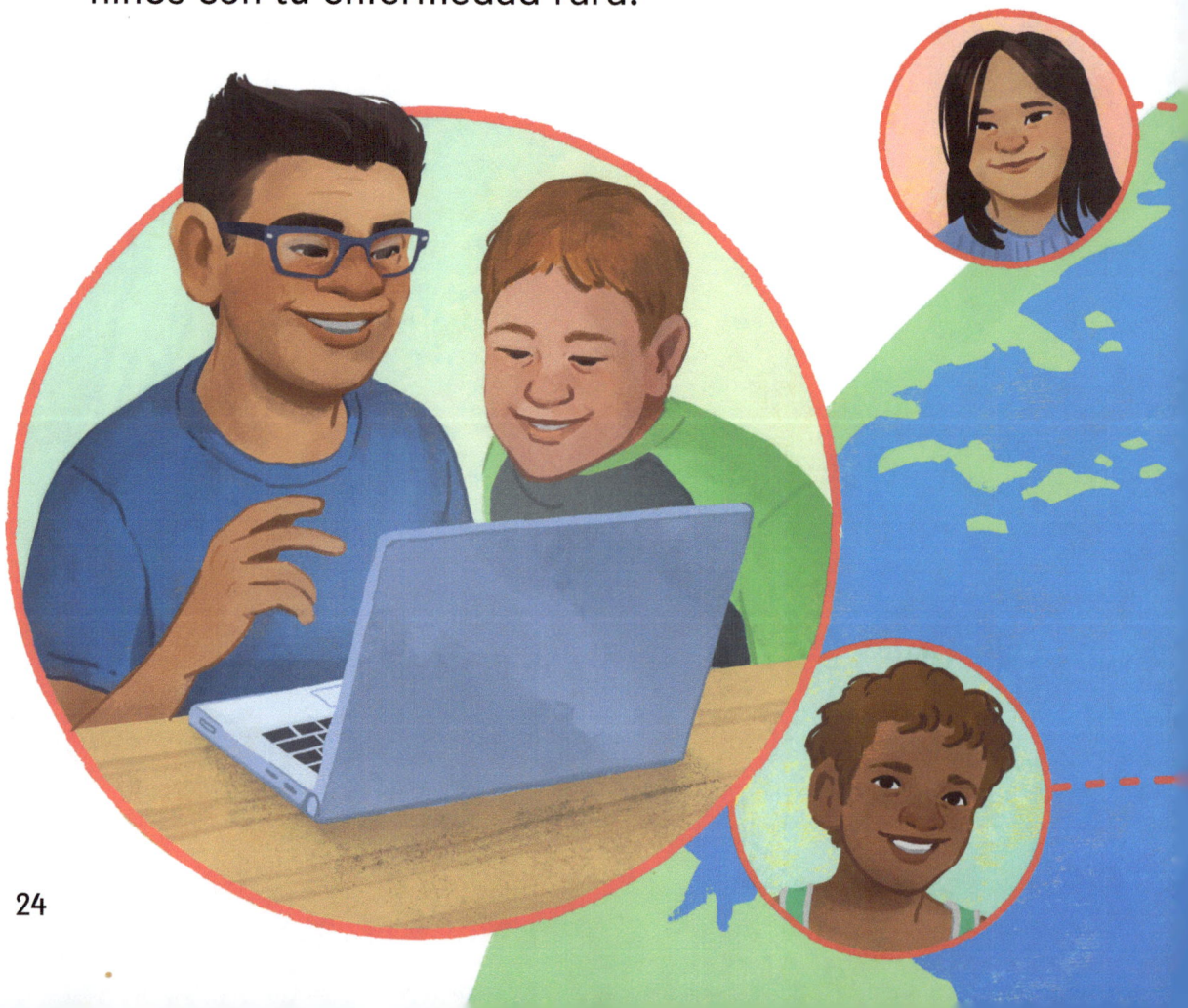

O bien, también podrás conocer a niños que tienen una enfermedad rara que es diferente a la tuya, pero que pueden entender tus pensamientos y sentimientos. Tus nuevos amigos pueden vivir en diferentes países alrededor del mundo. ¡Eso es emocionante!

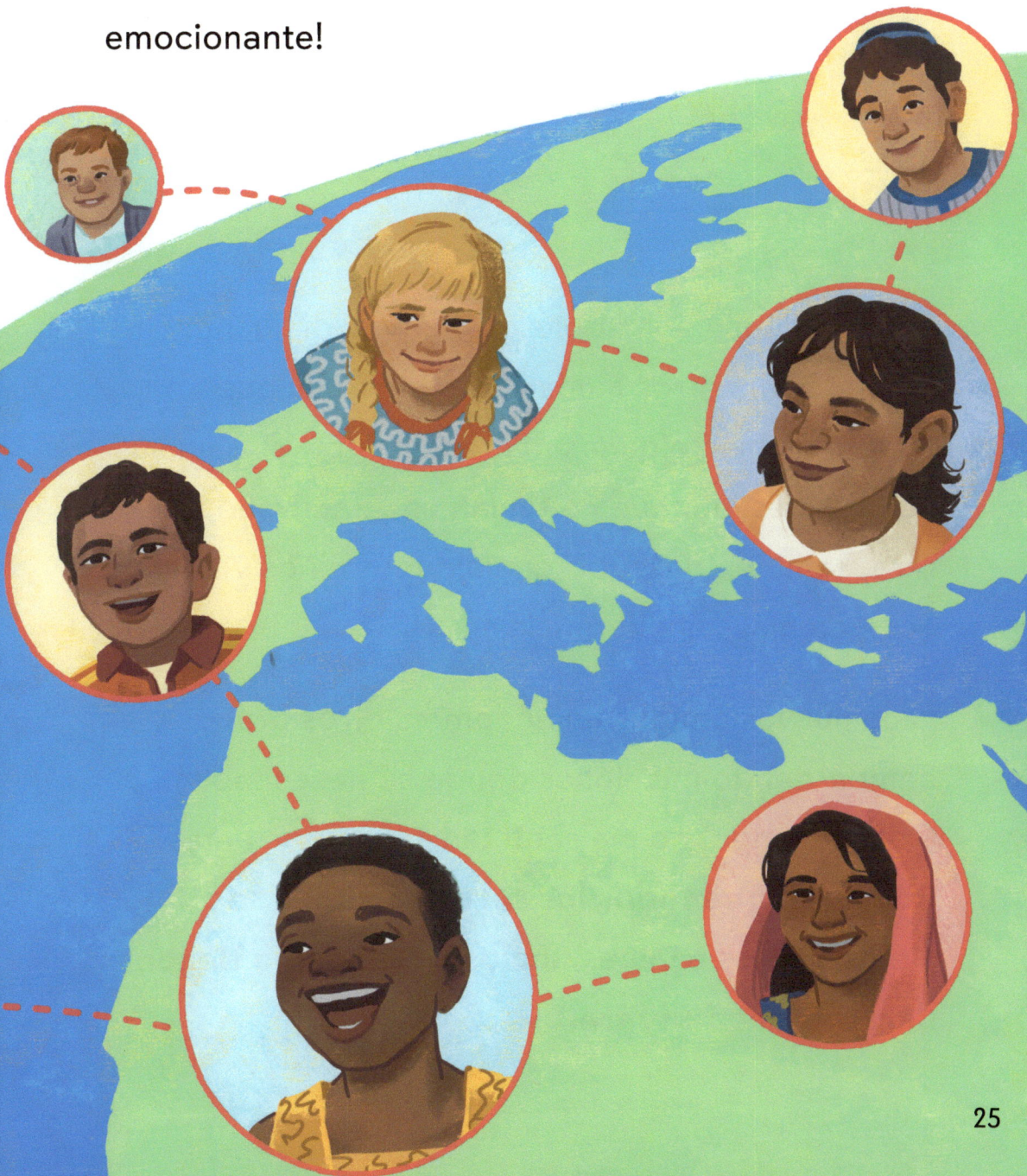

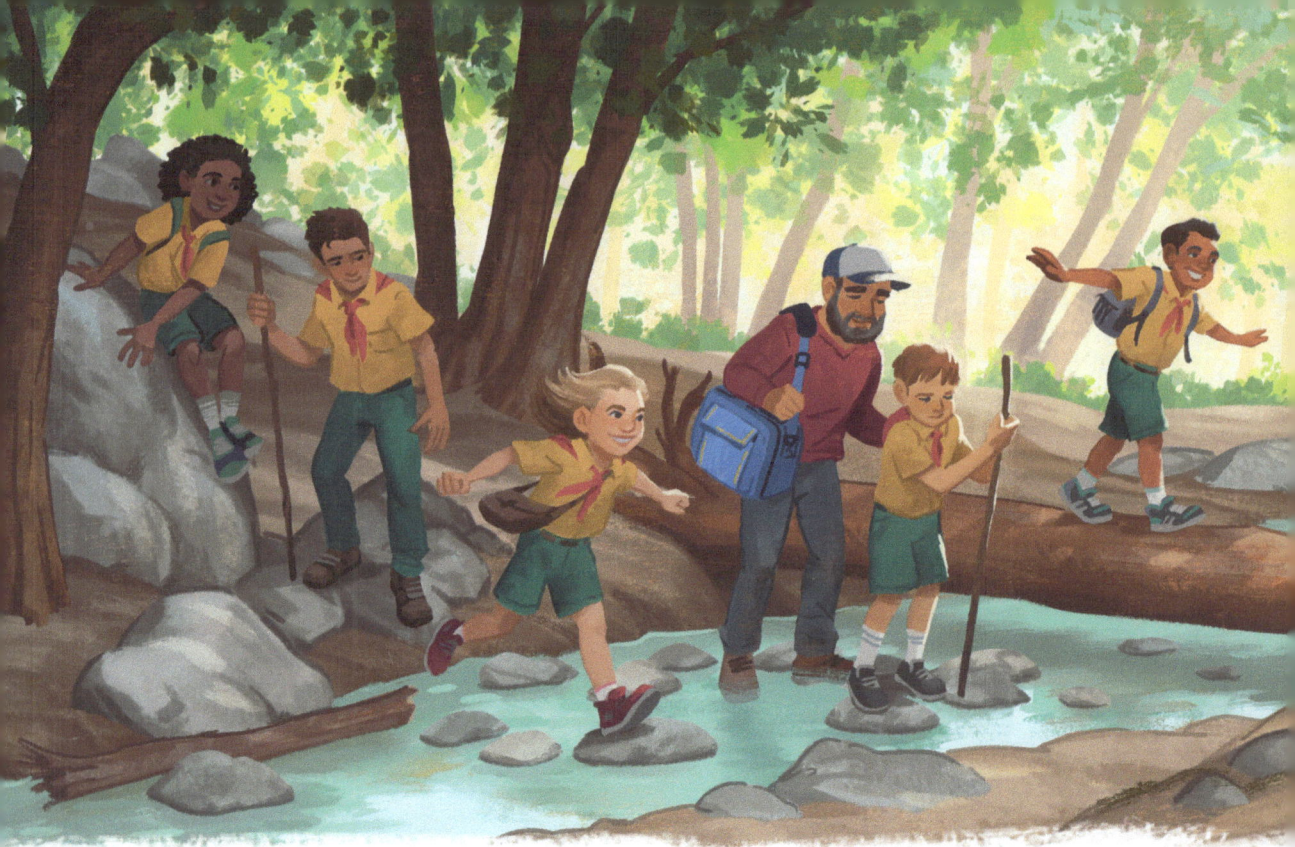

Cuando llegué a la adolescencia, me di cuenta de que había otros niños y adolescentes que también tenían algunas diferencias notables en sus identidades, aunque no tenían una enfermedad rara. También descubrí que algunos niños y adultos aceptan más las diferencias.

Hice nuevos amigos uniéndome a otros grupos y compartiendo mis dones donde se necesitaban. Con el tiempo, no me sentí tan solo como antes. **Recuerda que todos los seres humanos se sienten solos a veces, incluso cuando no tienen una enfermedad rara.**

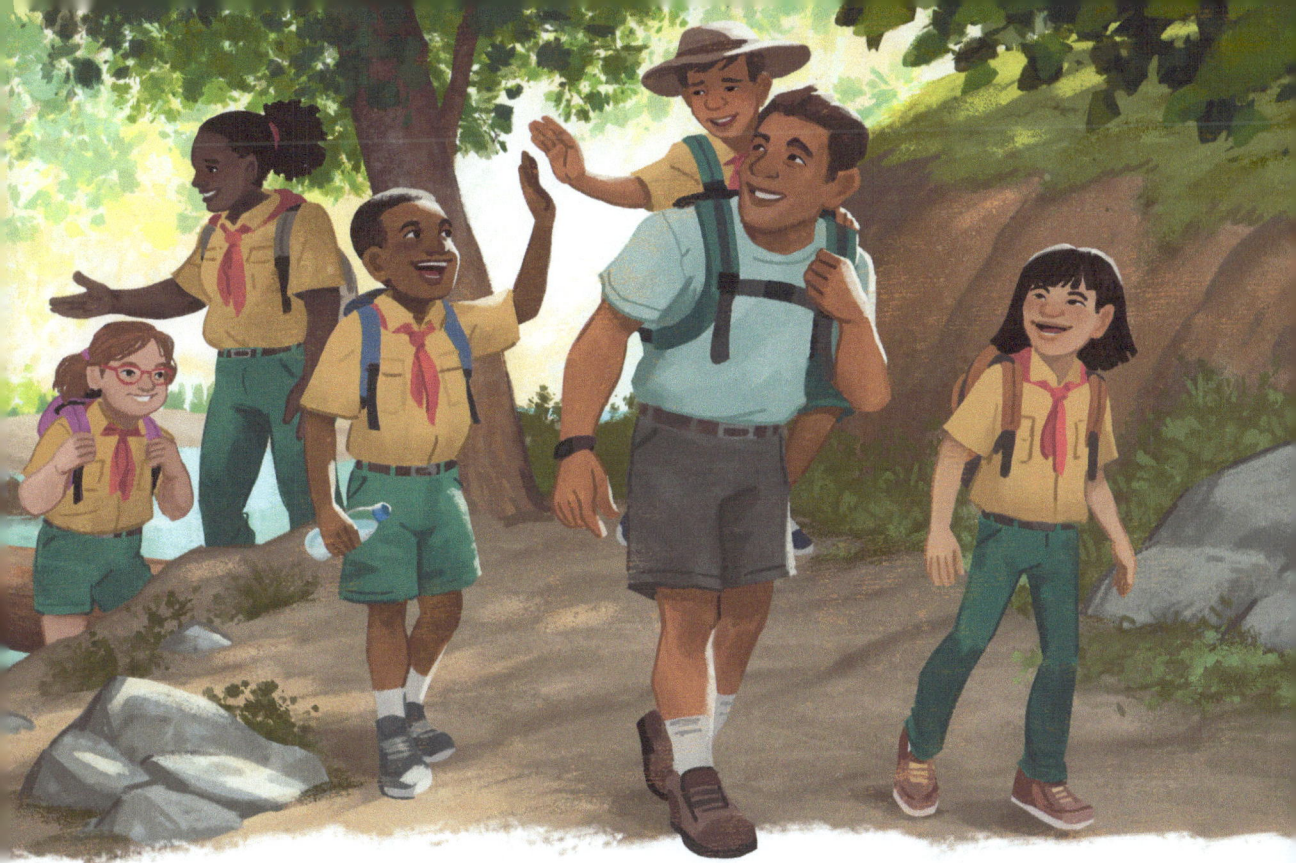

**¡Algo en lo que quiero que pienses es en
divertirte! El hecho de que tengas una
enfermedad rara no significa que tengas que
dedicar mucho tiempo y energía a pensar en
ella.** Además, no tienes que limitarte a mirar a
otros niños hacer actividades divertidas. Pensando
un poco y teniendo valor, tú y tu familia podrán
encontrar la manera de divertirse.

Me gusta buscar tesoros, acampar, ir en patinete
y ver partidos de fútbol. ¿Y tú? Probablemente
ya sabes qué actividades disfrutas y seguro que
descubrirás otras si buscas nuevas aventuras.

¡Lo más importante que debes recordar de este libro es que tú eres una persona muy especial debido a tu identidad única! Y no eres especial solo porque tienes una enfermedad rara. Millones de personas en el mundo tienen algún tipo de enfermedad rara.

Eres especial porque tienes tu propia identidad única que se compone de muchas piezas, y tener una enfermedad rara es solo una de ellas.

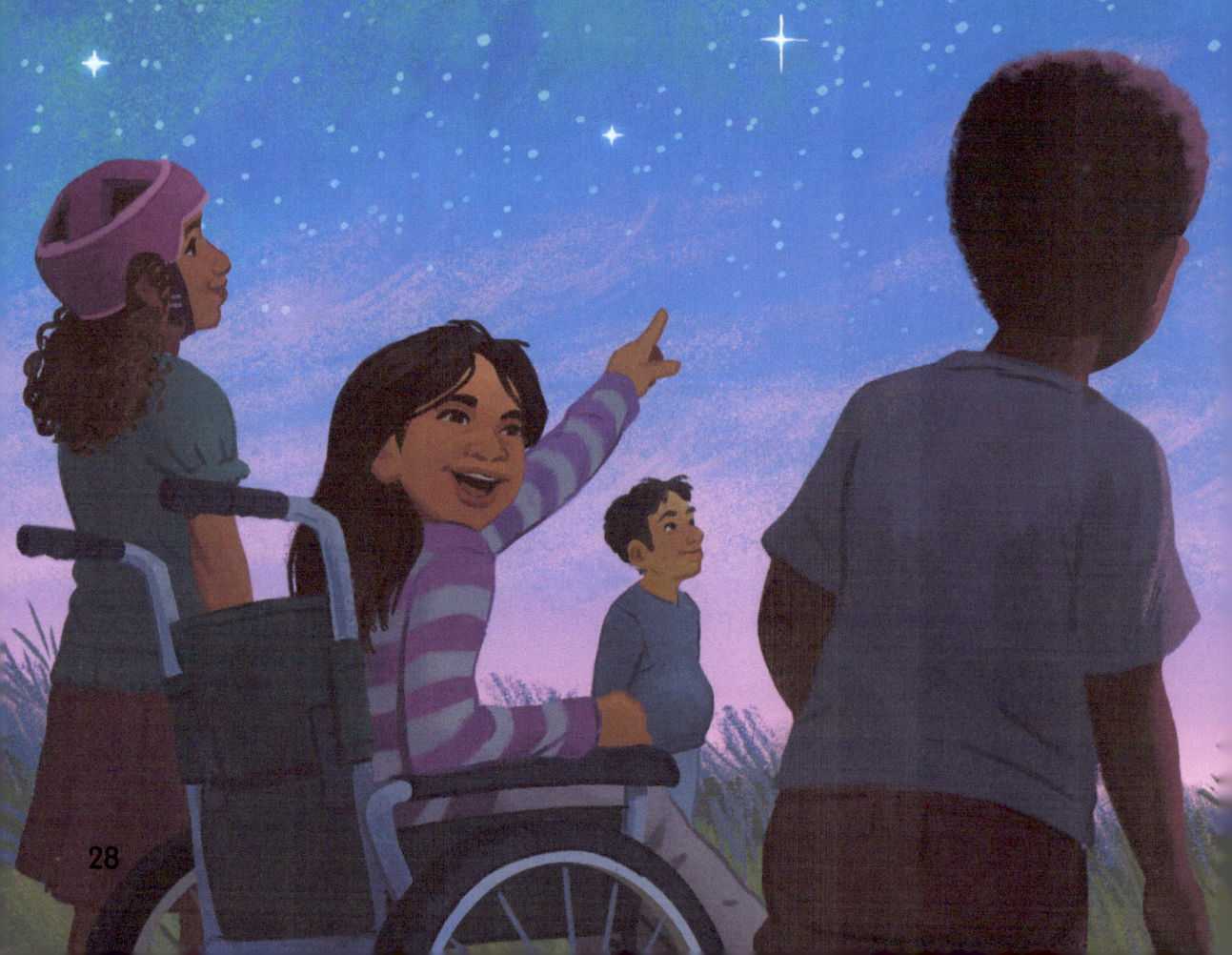

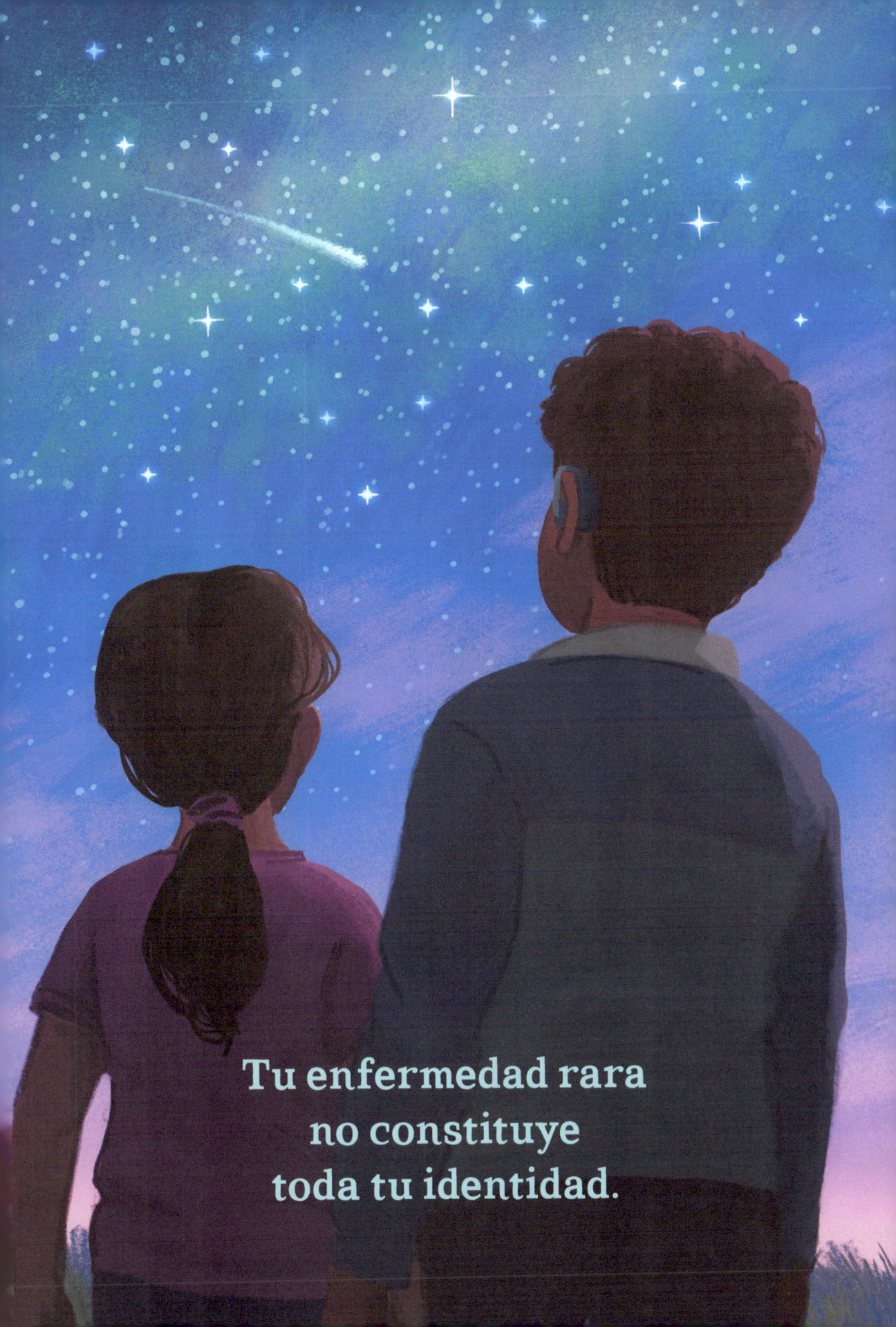

Tu enfermedad rara
no constituye
toda tu identidad.

Vivir con una enfermedad rara puede no ser fácil, pero si perserveramos, o nunca nos damos por vencidos, creceremos gracias a todas las lecciones que nuestra enfermedad rara puede ayudarnos a aprender.

Tenemos un propósito único en este mundo, y nuestras enfermedades raras pueden desempeñar un papel importante para ayudarnos a convertirnos en las personas EXTRAORDINARIAS que estamos destinados a ser.

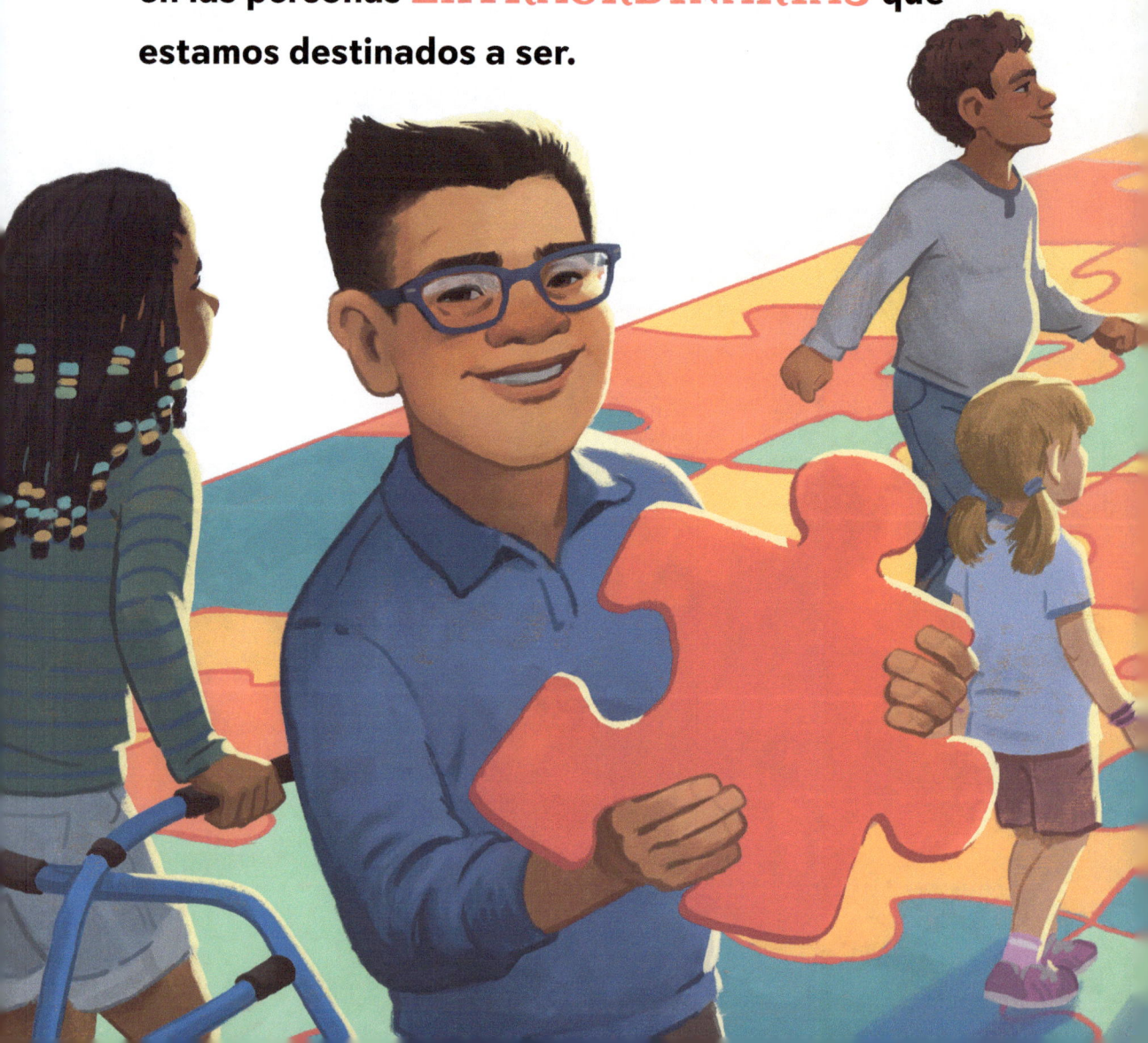

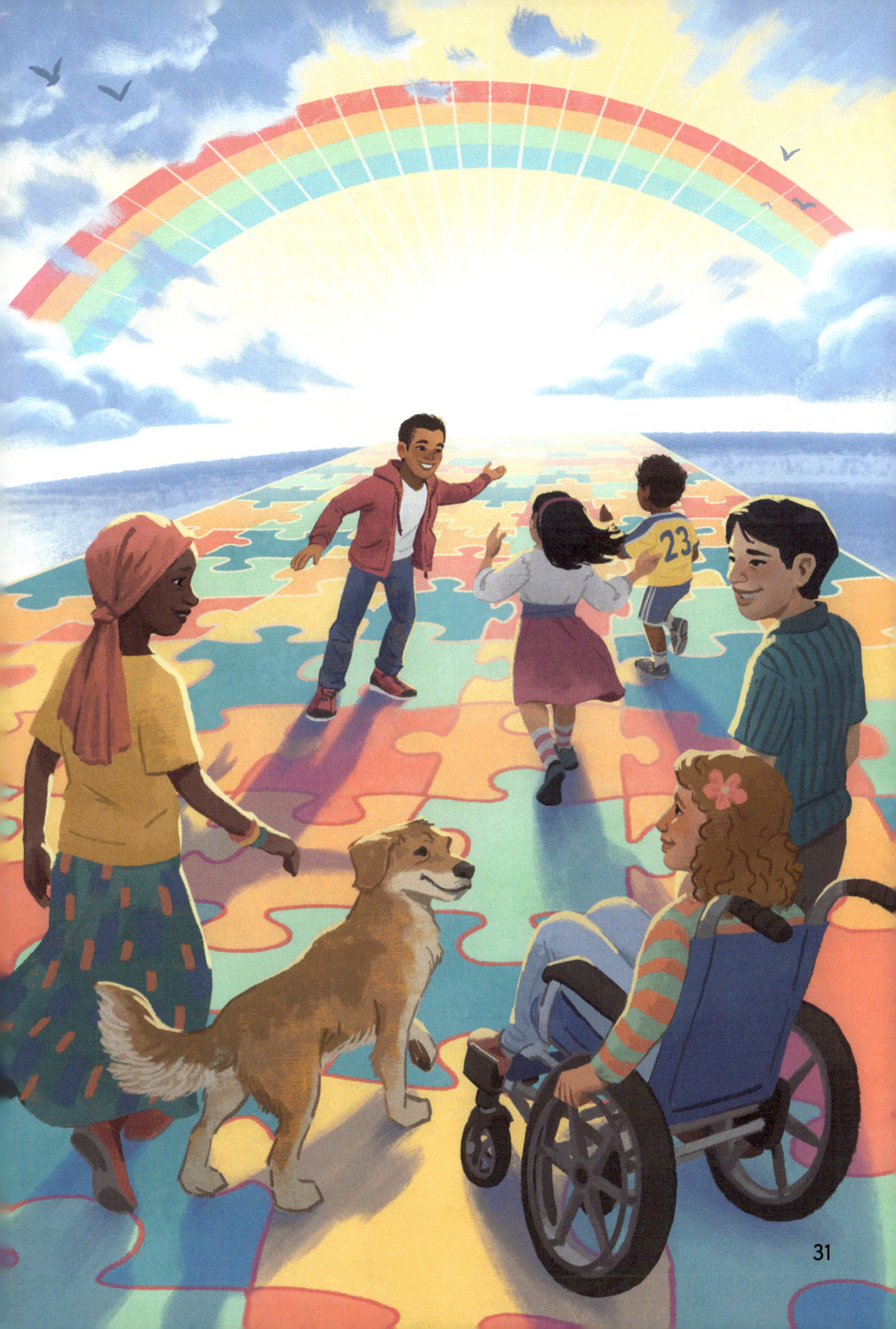

Sobre los autores

Evren y Kara Ayik escribieron este libro para dar ánimos a los niños con enfermedades raras después de que Evren se graduara de la escuela secundaria.

El trabajo de defensa de los derechos de los pacientes de Evren para personas con ASMD o Deficiencia de Esfingomielinasa Ácida comenzó en 2017 cuando fue invitado a hablar en la FDA (Food and Drug Administration) en Maryland (Estados Unidos). Continuó hablando ante audiencias en varios otros estados sobre la vida con ASMD para crear conciencia y apoyo para investigar tratamientos para enfermedades raras. En 2019, obtuvo el rango de Eagle Scout (el rango más alto dentro de los Boy Scouts) y fue delegado estatal de California Boy's en Sacramento. Evren también es el ganador del prestigioso premio TORCH por su labor en la defensa de enfermedades raras de Sanofi Genzyme. Quiere ser maestro de educación especial y por ello es alumno de a la Universidad Estatal de California en Fresno.

Su madre, Kara, ha sido educadora durante más de veinte años y cree que los niños deben cultivar una verdadera autoestima y valores para ayudarlos a navegar en su viaje por la vida. Su mayor alegría y su mayor logro en la vida ha sido criar a sus dos hijos, Evren y Erol. Sobre todo, Evren y Kara buscan promover la compasión y el respeto por los niños con enfermedades raras y con necesidades especiales.

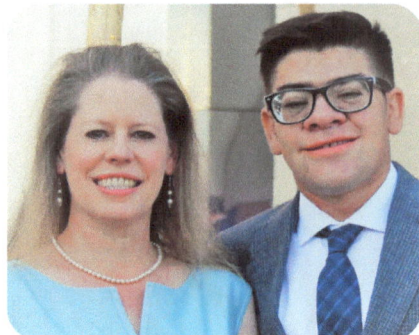

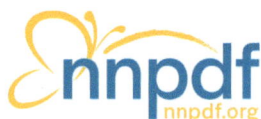

Obtenga más información sobre ASMD visitando el sitio web de la National Niemann Pick Disease Foundation en www.nnpdf.org

Ian Dale explora cómo el arte visual puede amplificar las historias de aquellos menos visibles entre nosotros. Con frecuencia ilustra para organizaciones sin fines de lucro y religiosas, y editoriales, y su trabajo ha estado disponible para niños de todo el mundo. Ian vive en el sur de California con su esposa y sus dos hijos pequeños. Conoce más sobre su trabajo en su sitio web: www.iandale.net.

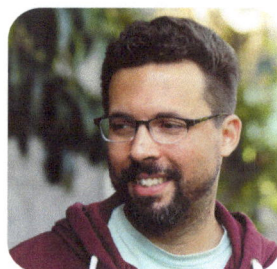